DU DANGER

DES

MARIAGES CONSANGUINS

Lyon. — Imprimerie d'Aimé Vingtrinier.

UN MOT SUR LE DANGER

DES

MARIAGES CONSANGUINS

RÉPONSE A UNE ATTAQUE

ÉTAT DE LA QUESTION

PAR

M. FRANCIS DEVAY,

PROFESSEUR DE CLINIQUE INTERNE A L'ÉCOLE DE MÉDECINE DE LYON,
MÉDECIN DE L'HÔTEL-DIEU,
MEMBRE ASSOCIÉ NATIONAL DE LA SOCIÉTÉ D'ANTHROPOLOGIE DE PARIS, ETC.

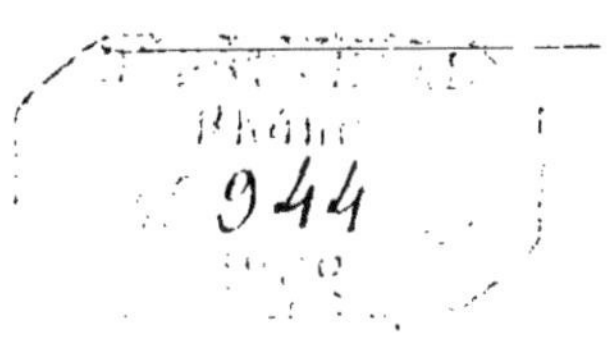

PARIS
VICTOR MASSON ET FILS
Place de l'Ecole-de-Médecine.

1863.

DU DANGER

DES

MARIAGES CONSANGUINS

Au retour d'un voyage, je trouve sur mon bureau les articles consacrés par la *Gazette hebdomadaire de médecine et de chirurgie*, à la question des mariages consanguins. Je viens de les parcourir; j'ai éprouvé deux sortes d'étonnement. J'ai été surpris, en premier lieu, de rencontrer dans un journal considéré et sérieux, une attaque passionnée, et sinon malveillante, du moins anti-confraternelle, au lieu d'une étude franche et désintéressée de la grave question de la consanguinité, avec l'apport de faits et d'expériences contradictoires. Je suis demeuré surpris, en second lieu, de voir une pareille attaque se faire jour, au moment même où la nocuité des mariages consanguins ressort, non plus de quelques travaux individuels, mais de la masse de grands résultats statistiques, au moment où les vœux que j'avais formés s'accomplissaient de toutes parts. Aussi, malgré toute ma répugnance à répondre à un factum où se rencontrent plus d'allusions personnelles que de science, je ne pouvais méconnaître que le recueil où l'attaque s'est produite, où lui ont été libéralement accordées les meilleures positions, donnait quelque valeur à la thèse qu'on s'est efforcé d'y défendre. Jamais, sans cela, il ne me fût venu à la pensée de répondre à M. Dailly, malgré tout le plaisir que m'a causé ce jeune Zootechnicien, en entendant ses communications faites à la Société d'Anthropologie, et l'estime que son savoir doit m'inspirer.

Une allégorie ingénieuse de l'antiquité nous apprend qu'il suffisait pour vaincre facilement certaines puissances nuisibles, de les déplacer, de les priver de leur contact avec la terre. Ainsi, l'hospitalité donnée par le docte M. Dechambre constitue toute la force de M. E. Dally. Commençons donc à nous engager avec lui seul (1). Après cela nous chercherons à établir où en est parvenue de nos jours, vis à vis de la science médicale, la grande et importante question de la consanguinité dans le mariage.

J'espère toujours amener à moi les esprits judicieux et sincères, leur présenter mon livre avec quelque confiance malgré les sarcasmes dont on a voulu le combler. Il est vrai de dire que, sous ce dernier rapport, la tâche est rendue des plus faciles par mon adver-

(1) Il est fâcheux pour tous que, cette fois-ci, la plume de M. Dechambre ait cédé la place à une autre. Un talent aussi plein de maturité et de sens que celui du directeur de la *Gazette hebdomadaire*, devait, comme il l'a déjà fait, apporter la lumière dans la discussion.

saire lui-même : « Nous entreprenons l'*examen* du livre de M. Devay, qui, par le talent et la position de son auteur est assurément destiné à agir sur l'esprit public d'une manière soutenue et profonde (p. 499). » Y avez-vous bien réfléchi? Vous débutez par me faire la plus belle part, par l'aveu implicite que ce livre contient quelques vérités utiles, car je ne sache pas, et cela est contre l'expérience universelle, que l'erreur ait jamais agi sur l'*esprit public d'une manière soutenue et profonde.* Si, comme vous l'avez dit, en forme de conclusion, que je juge plus agréable que lourde pour moi : « Nous sommes donc en droit d'affirmer que M. Devay n'a jusqu'à présent rien prouvé (p. 515). » Comment puis-je avoir, s'il en est ainsi, une action soutenue et profonde? Un peu plus de logique et moins d'assertions hasardées, moins surtout d'efforts pour dénaturer la pensée de l'auteur.

Comme tous les esprits légers et qui n'ont pas une suffisante éducation philosophique, il vous est arrivé de témoigner un certain repentir, vous rétractez tout ce qui a pu, dans vos articles, atteindre la personnalité. Ce repentir posthume ressemble fort à ces bonnes actions commises après décès, et que l'Arioste plaçait dans la lune comme fort peu méritoires. Toutefois, moi partie intéressée, je vous jure que vous avez mon pardon. A un tel adversaire ne doit-on pas tout pardonner même le persifflage?

Vous l'aimeriez assez, mais vous n'avez ni la grâce ni la souplesse littéraire suffisantes pour y atteindre. Vous êtes jeune, vous vous destinez, je crois, à la lutte, et vous appartenez, si je ne me trompe, à une secte scientifique qui a besoin d'éclaireurs, qui aime à ferrailler ; eh bien ! lisez Voltaire. Là, vous apprendrez ce qu'est le persifflage de bon goût ; cette lecture vous rendra des services. Voltaire, lui aussi, s'est moqué des anti-consanguinistes ; voici ce qu'il en dit : « Serait-il temps de ne plus regarder les mariages entre cousins germains comme incestueux ? Nos seigneurs pourront les permettre pour le bien des familles. Le pape les permet moyennant finances (1). » Ailleurs : « Quant à l'inceste charnel, lisez l'avocat Vouglan, il veut absolument qu'on brûle le cousin et la cousine qui auront eu un moment de faiblesse. L'avocat Vouglan est rigoureux. Quel terrible Welche (2) ! »

A quoi bon parler de mon orthodoxie religieuse, *bien connue* ? Est-ce pour me faire rougir ? Est-ce pour m'amener à vous faire une profession de foi ? Il est évident que vous m'avez tendu un piége, car j'ai dit précisément le contraire de ce que vous me faites dire (p. 501) ; et l'on peut en voir la preuve à la page 169 de mon livre, où je ne suis nullement en contradiction sur ce point avec votre savant maître, M. Broca. Puisque ce nom distingué vient sous ma plume, permettez-moi de vous dire à son sujet, que votre amitié de disciple vous a égaré : vous avez surfait M. Broca en l'appelant un savant *universel*. Le savant universel, depuis Aristote, c'est une

(1) OEuvres, t. 50, p. 306, de l'éd. Beuchot.

(2) *Dictionnaire philosophique*, article *inceste*.

chose fort rare, très-honoré monsieur, et croyez-moi, ayant eu le bonheur de lire et surtout d'écouter M. Broca, je suis trop assuré de son grand sens pour ne pas croire qu'il ne vous ait grondé doucement de cette exagération. Sans s'arrêter en face de quelques célébrités modernes, il vous a montré, en souriant, les bustes de Leibnitz et d'Ampère. Vous avez donc voulu, et cela bien gratuitement m'amener à vous dire : je suis Chrétien, et non Zootechnicien. Eh bien ! vous aurez cette profession de foi.

Au risque de provoquer un immense éclat de rire dans certains cénacles, au risque de bien vous étonner vous-même, je vous dirai que j'ai toujours vu et que je vois encore dans le Christianisme le seul remède aux misères physiques, morales, sociales, et j'ajouterai (comme surcroît d'étonnement) scientifiques de l'humanité. La Zootechnie est une belle chose, sans doute, mais elle ne pourra jamais répandre dans l'espèce humaine l'esprit de justice distributive, la liberté et la protection des êtres faibles. Sous ce dernier rapport, je vais vous effrayer tout à l'heure, en copiant sous vos yeux de terribles aveux, émanés de cette science que vous cultivez ; mais attendez un peu. Traitez-moi d'utopiste, je le veux bien, mais mon intelligence et mon cœur s'émeuvent en lisant les lignes écrites par un homme que j'aime autant que vous aimez M. Broca, et qui m'aime autant que M. Broca vous aime. Cet homme est un savant aussi, mais pas universel ; c'est tout simplement un grand philosophe, un mathématicien, un astronome, un grand écrivain, et malheureusement, je l'avoue, pour le besoin de ma cause, quelque peu un théologien. C'est égal, donnons-lui la parole : « Espérons qu'un jour il y aura une ligue des sciences, et une ligue de la science et de la religion pour guérir l'homme. Il y aura une ligue du prêtre, du philosophe, du médecin, du magistrat pour combattre les souffrances et la mort, et maintenir sur cette terre que Dieu nous donne à cultiver, la vie plus libre, plus féconde et plus belle. Par la religion, l'éducation, les sciences, les lettres et les arts, tous les enfants de Dieu conspireront pour élever les deux races humaines inférieures, et dire aux pauvres hommes que l'égoïsme des sens ou de la tête maintient dans les castes malades : « Pauvres frères, pâture du mal et de la mort, montez plus haut et venez à la vie (1). »

Si maintenant je passe aux espérances que nous donnent les Zootechniciens, je trouve ceci dans l'ouvrage du plus fameux d'entre tous, Ch. Darwin : Voilà un homme solide, comme aurait dit feu Broussais. La création est une affaire de sentiment : « Autant vaut être un *singe perfectionné* qu'un *Adam dégénéré* (2). Ceci est pour la dignité humaine ; voyons les corollaires moraux : « La loi d'élection naturelle appliquée à l'humanité fait voir avec surprise, avec douleur, combien jusqu'ici ont été fausses nos lois politiques et civiles. Il suffit d'en faire ressortir ici l'un des moindres vices : c'est l'exagération de cette pitié, de cette charité, de cette fraternité, où notre ère

(1) A. Gratry, *Connaissance de l'âme*,, t. II, p. 172.

(2) *De l'origine des espèces*, p. XXXVIII. Paris, 1862.

chrétienne a toujours cherché l'idéal de la vertu sociale ; c'est l'exagération du dévouement lui-même, quand il consiste à sacrifier toujours et en tout ce qui est fort à ce qui est faible, les bons aux mauvais, les êtres bien doués d'esprit et de corps aux êtres vicieux et malingres. Que résulte-t-il de cette protection exclusive et inintelligente accordée aux faibles, aux infirmes, aux incurables, aux méchants eux-mêmes, à tous les disgraciés de la nature (1)?... » C'est bien assez, vous avez comme moi horreur de telles infamies, la générosité de votre cœur dont j'ai pu juger à une séance de la Société d'Anthropologie, à propos d'une belle et substantielle lecture sur les antiquités mexicaines, proteste contre ces corollaires. Mais encore une fois, pourquoi m'avez-vous amené sur ce terrain, en souriant, d'une part, de mes *objurgations médico-religieuses* (p. 532), et de l'autre, en accablant mes faibles travaux, mes idées scientifiques de tout le poids de la Zootechnie ?

Avant d'aborder la question des faits, et de reprendre à leurs points de vue chacune des attaques dont ils ont été l'objet, nous devons mentionner une bien étrange doctrine, soutenue par l'auteur des articles de la *Gazette hebdomadaire*. « Il ne veut point, et il n'est point de la dignité de la médecine de s'introduire aventureusement, sans qu'on l'y convie et sans qu'aucun danger imminent l'y contraigne, dans le domaine de l'économie sociale. Il semble d'ailleurs que ce soit l'un des préceptes les plus

(1) *Ouvr. cit.* p. LVI et suiv.

généraux de cette science toute moderne, d'intervenir le moins possible dans les actes particuliers, afin de laisser à la spontanéité humaine un libre développement..., etc. (p. 531). » Mais, très-honoré contradicteur, c'est un procès que vous faites à l'hygiène publique tout entière! Mais vous venez de l'apprendre: la Zootechnie même ne recule point devant ses conséquences morales, dérivés naturels de ses prémisses scientifiques: d'un premier bond elle égorge la charité évangélique. Comme le Dr Pococurante, dans nos mœurs et nos institutions sociales, rien ne peut lui plaire! Vous voulez laisser *à la spontanéité humaine son libre développement*. J'applaudis à votre esprit libéral. Cela ne m'empêche point de bénir l'hygiène, lorsque cette science salutaire, soit à propos du suicide, soit à propos des maladies mentales, répète à satiété que les causes les plus puissantes de ces maladies résident dans les vices de l'éducation, les mauvaises lectures, les passions désordonnées, etc. Ne réagit-elle pas ainsi contre la spontanéité humaine, qu'elle prétend éclairer et guider? Lorsqu'elle nous décrit les ravages opérés dans le monde par l'alcoolisme chronique, l'abus du tabac, etc.; lorsqu'elle nous trace les règles d'un bon système pénitentiaire, qu'elle proteste contre le travail excessif, l'*over-working*, dans les centres manufacturiers que fait-elle? sinon de s'introduire dans le domaine de l'économie sociale! Votre réfutation est inscrite à chaque page d'un traité d'hygiène : vous méconnaissez la grandeur et l'utilité de la médecine que, par bonheur, vous ne pratiquez pas. Tenez, je préfère à vos raisons et à votre style, cette courte pensée de Joubert : « Cherchez par les sciences à rendre la subsistance meilleure, et, par là, la vertu plus facile, l'âme mieux disposée à tout ce qui est bien ; c'est là leur souveraine utilité (1). »

J'arrive actuellement à la question même du danger des mariages consanguins et au jugement que vous avez porté sur les faits que j'ai fournis dans mon livre. Ce jugement, comme je vais le démontrer à tout lecteur raisonnable, n'est qu'un tissu de contradictions, c'est un véritable travestissement, la caricature d'un ouvrage auquel vous avez eu la bonté de reconnaître une portée sérieuse. J'ai cru plusieurs fois, en vous lisant, qu'il ne s'agissait pas de moi, et j'ai déploré, non pas la cruauté de vos attaques, mais qu'elles eussent trouvé une si belle place, qu'elles eussent été choyées par le grave et savant Dr Dechambre. Et puis, mais c'est bien entre nous que je signale certaine inadvertance. Vous avez parlé bien irrévérencieusement de M. Troplong, d'un président du Sénat, d'un jurisconsulte, dont la voix fait autorité dans les graves sujets de l'ordre législatif et social. Dans l'espèce, M. Troplong est pour moi une autorité, comme l'est celle d'un homme éminent et judicieux. Mais assez sur ce sujet délicat, je ne voudrais pas, pour tout au monde, attirer les vengeances de haut lieu sur un journal publié sous les auspices du ministère de l'instruction publique.

« Où sont, dites-vous, mes observations, ou tout au

(1) *Pensées*, etc., t. 1, p. 348.

moins le tableau qui les résume ? Nous ne savons ; mais à coup sûr ce n'est pas dans le livre de M. Devay. » (p. 515) Voilà qui est bien, il faut enlever à son contradicteur la substance même de son expérience, de son travail. C'est frapper le coup décisif. Mais vous le faites trop tard : je suis à l'épreuve de la destruction par vos éloges même. Vous n'avez pas lu, page 93 de mon livre, le résumé de mes observations qui atteignent le chiffre de 612. Je vous vois venir : vous eussiez désiré des observations circonstanciées, détaillées avec les noms et prénoms ; vous vouliez de l'indiscrétion de ma part. Vous êtes trop curieux. C'est bien pour le coup que, si je l'eusse fait, vous m'eussiez accusé d'*alarmer les familles*, de *troubler leur repos*, comme vous l'avez agréablement écrit (p. 532). Mais vous ne savez pas ce que vous voulez. Vous avez passé sous silence ce passage de mon livre, passage où j'exprime une intention que vous auriez dû respecter : « On conçoit, sans que nous ayons besoin de justifier notre réserve, combien les recherches de cette nature doivent être faites avec discrétion et mesure... Ici, l'honneur du médecin exige le mystère, l'intérêt de la famille veut qu'on ne la désigne pas » (p. 92). Les personnes qui nous ont fait l'honneur de nous lire, savent que nous nous sommes départi de cette réserve toutes les fois que nous avons pu le faire sans inconvénient. Mais pour vous, nos observations sont des misères, elles ne prouvent absolument rien pour la doctrine que nous soutenons. Des hommes plus compétents que vous ont porté un jugement plus équitable, et c'est ma consolation. « Avec M. Devay, écrit l'un d'eux, commence une nouvelle ère, celle de la substitution des faits aux assertions. Nous n'entendons pas dire par là que tous les faits produits par M. Devay aient une valeur décisive, que toutes ses observations reposent sur une base expérimentale inébranlable ; mais on doit cette justice à ce médecin, que, le premier, il a substitué les faits aux raisonnements, et qu'il a ouvert la voie aux recherches statistiques de M. Chazarain (1). » Mais vous, M. Dally, en vous engageant dans une question si grave, qui préoccupe, dites-vous, l'attention publique, quel contingent de faits contradictoires avez-vous apporté? Rien, rien. Et votre argumentation est si faible, si pleine de contradictions, qu'après avoir soutenu, en commençant, avec MM. Bourgeois et Perier, qu'il existe une consanguinité *maladive*, vous dites plus loin à propos de celle-ci : *la chose n'est pas tellement claire qu'elle ne mérite un sérieux examen!* (p. 531). Que croyez-vous donc? Votre factum accusera éternellement votre légèreté.

Vous ne vous montrez guère satisfait des arguments que j'ai tirés de la décadence des races aristocratiques, pour établir la nocuité des mariages consanguins. Vous ne m'avez pas lu, ou bien vous ne m'avez pas fait l'honneur de me comprendre : j'ai d'autres approbations et elles me suffisent. Mais, jeune imprudent, comment avez-vous pu citer, à l'appui de votre thèse, un passage du célèbre mémoire de Benoiston de Châteauneuf? Ce passage vous accable... « Quand les nobles déployaient cette force, cette vigueur, c'était pré-

(1) Boudin, *Journal de la Société de statist. de Paris*, n° 3 (p. 82).

cisément à l'époque *où ils ne se mariaient jamais entre eux !* (1) » (*Gaz. heb.*, p. 513, nº 33). Nous reviendrons sur la décadence des aristocraties après l'examen des récentes communications faites à l'Institut.

Si, depuis quelques mois, on suit avec intérêt les communications qui ont lieu à l'Institut sur les mariages consanguins, on demeure frappé d'une circonstance particulière. C'est que, celles qui ont pour but de les combattre, d'en démontrer scientifiquement le danger, émanent de médecins ; celles qui, au contraire, atténuent ou restreignent leurs inconvénients, proviennent des Zootechniciens, des médecins vétérinaires. N'y a-t-il pas là un fait d'une énorme valeur ? Ne résulte-t-il pas de ce fait même la désignation de deux classes d'observateurs : ceux qui, dans l'espèce, sont compétents et ceux qui ne le sont pas ? Cela est si vrai que l'un de ces savants, qui tient haut et ferme le drapeau de la Zootechnie, et qui ne permet pas qu'on plaisante à son sujet, écrit tout récemment : « *Il ne m'appartient pas d'examiner* les observations de dégénérescences qui se rapportent à l'espèce humaine ; mais pour ce qui concerne les animaux, il me serait facile de faire voir que les prétendus exemples qui ont été cités, témoignent d'une remarquable incompétence de la part de ceux qui les ont invoqués, etc. » On croirait, après cet aveu, que M. Sanson va respecter la situation qu'il vient de se faire lui-même ; pas du tout : il lâche, quelques lignes plus loin,

(1) M. Dally a justement révendiqué en sa faveur une faute d'impression existant dans le passage que j'ai cité (voir p. 33).

une bordée à ceux qui ne font pas de la Zootechnie, qui n'en tirent pas un grand parti pour la *fabrication* de la matière animale. « A part le point de vue fort judicieusement indiqué par M. Dally, et qui est celui de *la tranquillité des familles* unies en consanguinité, je ne vois pas trop à quoi peuvent aboutir, dit-il, pour l'espèce humaine, tous ces débats, etc. (1). » Nous n'avons aucune peine à croire que vous n'entendiez rien à des choses qui, vous en convenez vous-même, vous sont absolument étrangères. De quoi vous mêlez-vous donc? Allez à vos moutons!

Non, il faut le dire, même à leur point de vue, les Zootechniciens n'ont point brillé par la solidité de leurs arguments. Aucun d'eux n'a pu prouver qu'on perfectionnait les animaux et qu'on formait des races durables par la consanguinité. Tous, à l'exception d'un seul, ont passé cavalièrement sur les objections qu'on peut appeler de sens commun, que M. Boudin et moi leur avions faites. « En résumé, leur répétait-on, les prétendus animaux modèles produits de l'inceste aidé d'une vie toute artificielle, se réduisent dans l'espèce chevaline à un cheval factice, impropre au travail et à la guerre; dans l'espèce bovine, à un bœuf cylindrique, bas sur pieds et presque sans os; dans les espèces ovine et porcine, à des monstres qui n'ont de leurs ancêtres que le nom, et fabriqués en vue d'une gastronomie peut-être aussi factice elle-même que les animaux dont elle se repaît (2). » Ces messieurs passaient outre sans re-

(1) *Gaz. heb.*, n° 37, p. 586.

(2) Boudin, *mémoire cité*, p. 69.

garder, sans entendre. On leur disait : mais créer l'extraordinaire, le bizarre, ce n'est pas perfectionner, ce n'est pas établir le durable ; ils ont haussé les épaules. Est-ce là de la science, est-ce là de la bonne volonté pour éclairer une question ? Mais, comme nous l'avons dit, parmi les communications faites à l'Institut, la vérité a eu l'occasion de se faire jour, par l'organe même d'un Zootechnicien, dont la parfaite compétence est assurée par sa qualité de médecin. Aussi tout est sensé, tout est logique dans cette communication, dont la valeur n'a point été suffisamment appréciée. Voici les paroles même du docteur Gourdon, le plus rude adversaire de MM. Sanson et Baudoin

« On doit considérer, en second lieu, que la consanguinité n'a par elle-même, sur le perfectionnement artificiel des espèces animales, aucune influence propre. Elle n'est qu'une circonstance accessoire de la seule force alors mise en jeu, la puissance héréditaire. Ce que recherche l'éleveur en unissant des parents, ce n'est pas la parenté elle-même, c'est une certitude plus grande de l'existence des aptitudes, des caractères qu'il a intérêt à perpétuer, et qu'il ne peut trouver réunis à un plus haut degré que chez des sujets issus du type même qui les a primitivement offerts. La méthode *in and in* n'a pas d'autre but. Comprise de la sorte, la consanguinité est pour l'éducateur une ressource précieuse. Elle constitue un procédé aussi prompt qu'efficace pour fixer des formes nouvelles, des facultés exceptionnelles. C'est la puissance d'hérédité doublée, en quelque sorte, en vue d'un résultat spécial, calculé et arrêté d'avance.

« Par tout cela on peut apprécier quel est le rôle véritable de la consanguinité dans la reproduction et l'amélioration des espèces animales domestiques. Elle convient quand on n'a qu'un très-petit nombre de sujets propres à assurer la conservation des caractères que l'on désire fixer. C'est une ressource pour suppléer à l'absence de reproducteurs de choix et pour tirer le meilleur parti possible des types exceptionnels que l'on rencontre ; c'est, en un mot, l'élément essentiel du métissage pour la création de races nouvelles. Et à ce résultat, d'un haut intérêt économique, nous comprenons très-bien qu'on puisse temporairement sacrifier quelque chose de la santé des individus : surtout si l'on sait s'arrêter à temps, avant que le mal soit irréparable. Mais il faut se garder d'en faire un système général de reproduction, qui serait une cause rapide de dépérissement et de décadence pour toutes les races.

« En résumé, la consanguinité n'est nullement, comme on l'a avancé par une interprétation forcée de ce qui se passe chez les animaux domestiques, une pratique favorable en elle-même ou tout au moins sans danger.

« *Loin de là, elle est pour toutes les espèces une cause d'abâtardissement et de déchéance.* Il est utile quelquefois d'y recourir, comme à un mal nécessaire que l'on subit en vue d'un intérêt supérieur. Mais cela n'atténue en rien ses inconvénients propres, auxquels on remédie en faisant cesser ces unions aussitôt que ne s'en fait pas sentir la nécessité absolue. (1) »

(1) Séance de l'Institut, 11 août.

Voilà un langage clair et sensé, voilà de la logique scientifique, voilà ce qui entre dans la raison commune. Et M. Darwin, le plus savant de tous les Zootechniciens, que dit-il sur ce point :

« Les croisements jouent un rôle très-important dans la nature, en ce qu'ils conservent chez les individus de la même espèce ou de la même variété, la pureté et l'uniformité typiques. Evidemment ils agissent avec plus d'efficacité sur les animaux qui s'apparient pour chaque fécondation ; mais nous avons vu tout à l'heure que des croisements ont accidentellement lieu chez tous les animaux et chez toutes les plantes ; et lors même qu'ils n'ont lieu qu'à de grands intervalles, les sujets qui en naissent y gagnent un tel accroissement de vigueur et de fécondité, comparativement à la postérité des individus non croisés, qu'ils ont toutes chances de survivre et de propager leur espèce au détriment de ces derniers. Par suite du cours longtemps continué des choses, cette influence des croisements, si rares qu'ils soient, doit avoir *un effet puissant sur les progrès de l'espèce* (1). »

Plus loin le même auteur, en relatant des expériences, s'exprime ainsi : « Je suis persuadé qu'en chacune de ces expériences, la fécondité s'est toujours trouvée diminuée par une cause indépendante : c'est-à-dire par des croisements ou des *sujets très-proches parents*. J'ai recueilli une masse considérable de faits prouvant que ces alliances entre proches diminuent la fécondité ; tandis, qu'au con-

(1) Darwin, *ouv. cit.*, p. 436.

traire, un croisement avec un autre individu, ou avec une variété distincte l'augmente. » (1) Nous reviendrons tout à l'heure sur cette question des croisements envisagés dans ses rapports avec l'espèce humaine. Mais qui ne peut avouer que, déjà, la Zootechnie ne soit prise dans ses propres filets ? N'est-elle pas contrainte, lorsqu'on la serre un peu, de confesser la vérité ? Elle n'est plus anticonsanguiniste. Nous n'avons donc pas besoin d'invoquer d'autres arguments (chose que nous ferions si la Zootechnie n'était point en notre faveur), de dire comme l'a écrit un médecin de mérite, propagateur habile de saines et justes idées, M. Astié :

« Mais quand on viendrait à bout, dit-il, de nous démontrer expérimentalement que les unions incestueuses, dans les races animales, n'ont aucune mauvaise influence sur l'espèce, que pourrait-on en conclure pour l'espèce humaine ? L'abomination de ces unions est une vérité de sens moral. Prétendrait-on la démontrer absurde ? Je n'oserais pas ne pas le craindre, sachant de quoi est capable le *baconisme* féroce de notre époque. Il y a des gens pour qui tout ce qui échappe aux lois mathématiques, physico-chimiques et physiologiques est non avenu.

— Je veux, disait un jour Pestalozzi au P. Girard, que nos enfants ne croient rien que ce qui pourra leur être démontré comme deux et deux font quatre.

— En ce cas, reprit doucement le P. Girard, si j'avais un fils, je me garderais de vous le confier, car il vous

(1) *De l'origine des espèces*, p. 145.

serait impossible de lui démontrer, comme deux et deux font quatre, que je suis son père et qu'il doit m'aimer !

« Est-ce que les vérités de conscience, de sens commun et de tradition, vérités immuables, ne sont pas supérieures à la plupart de ces vérités scientifiques qui souvent, le lendemain du jour où elles ont fait leur tapageuse entrée en scène, ont cessé d'appartenir à la science et à la vérité ? » Non, la doctrine que nous soutenons, est établie sur des bases assez solides pour n'avoir pas besoin de décliner toute expérimentation légitime. Elle se réserve seulement de décliner la compétence de certains observateurs.

Quant à l'espèce humaine, le danger des mariages consanguins ne peut être apprécié que par des médecins, et lorsque les médecins se placeront dans le véritable milieu de leur étude, qui est la clinique. Les Zootechniciens ne pourront qu'embrouiller les débats, en apportant un contingent d'observations disparates et des raisonnements hors de saison. Aussi pensons-nous que le savant M. Flourens lui-même, qui parle d'une sorte de transaction, ne sera pas plus heureux que les Zootechniciens. « La consanguinité, dit-il, n'est en effet rien moins que simple et les observateurs placés à des points de vue différents, peuvent arriver à des conclusions en apparence opposées et pourtant légitimes ; leur tort commence au moment où ils veulent les généraliser en sortant des données du problème. » Cette observation, fort juste d'une manière générale, nous laisse cependant craindre une sorte de parti pris de la part de l'illustre secrétaire-perpétuel, dans la manière d'envisager la question ; nous redoutons de sa part le point de vue exclusivement naturaliste. Or ce point de vue n'est pas le vrai. Le vrai, c'est l'étude et la constatation d'une étiologie applicable à l'espèce humaine. On peut le dire avec assurance, les preuves de cette étiologie sont faites actuellement, et nos adversaires Zootechniciens se gardent bien de le voir. La *Gazette hebdomadaire* ne veut à aucun prix admettre que MM. Boudin, Chazarain, Brochard et moi, ayons pris soin de mettre en dehors la cause de l'hérédité morbide, de la discerner de le consanguinité maladive. M. Chazarain surtout l'a fait avec un luxe de preuves et de renseignements qui a converti déjà les plus difficiles, mais qui n'a pu émouvoir M. Dally. Nous aurons donc la patience de répéter encore, en ce lieu, ce que nous avons écrit et ce qui a été reproduit par d'autres bien des fois :

« Peut-on dire en présence des renseignements que nous venons de donner : Que ce n'est pas la consanguinité *saine*, si l'on peut ainsi dire, mais la consanguinité *morbide*, entachée de vices héréditaires, et par conséquent l'hérédité, qu'il faut accuser, en général, des accidents qui s'appesantissent sur les mariages consanguins ; et que ce sont les dispositions physiologiques ou pathologiques seules des parents qui donnent la raison et la mesure des effets observés ? »

« Mais ces sourds-muets que nous voyons abonder dans certaines familles ne s'y trouvent pas en vertu de l'hérédité ! Il n'y en avait pas avant les alliances de sang, qu'elles soient isolées ou répétées. Mais ces affections oculaires, mais ces déviations organiques, sont survenues dans des familles où jamais elles n'avaient apparu avant la consanguinité. Reconnaissez donc une fois pour toutes que la consanguinité, et c'est le véritable nœud de la discussion, a précédé l'hérédité. Celle-ci en est devenue la conséquence. Ne dites plus, en présence de ces résultats, de ces faits nombreux qui proviennent, on peut le dire, de tous les points de l'horizon : « Que la consanguinité même répétée est sans inconvénient et doit même produire de bons résultats, si les conjoints sont exempts de tout vice héréditaire, ou même doués des meilleures qualités physiques et morales ! » Ce serait une puérilité, puisque l'observation démontre que la consanguinité donne des vices héréditaires à ceux qui n'en n'ont point. Ne dites plus que la constatation des familles où l'on voit se dérouler la pathologie entière des maladies chroniques, repose sur de vagues assertions, etc. »

Lorsque M. Dally refuse à la consanguinité la puissance de produire l'aliénation mentale, la démence, toutes les variétés, toutes les transformations des grandes névroses ; lorsqu'il sourit (p. 515), de notre chapitre VI, où nous exposons les faits, il se place en dehors de ce que nous appellerons toute communion scientifique. C'est un écrivain qui nie pour le plaisir de nier. Il fait grand cas, et cela est très-légitime, des travaux de M. Moreau de Tours, et il méconnaît l'insistance avec laquelle cet aliéniste si profond et si ingénieux a blâmé les mariages consanguins (1). Il ne semble pas se douter que tous les hommes les plus éminents dans la spécialité des maladies mentales, depuis

(1) *Psychologie morbide*, p. 160 et suivantes.

Ellis, Esquirol, jusqu'à MM. Morel, Trélat, Delasiauve, etc., sont unanimes sur ce point. Nous adjoindrons à ces noms une autre autorité. Dans le volume récemment publié de sa clinique médicale, M. Trousseau s'exprime ainsi : « On sait l'influence étrange que les mariages entre consanguins exercent sur la surdi-mutité. Les tables publiées en Angleterre et en Amérique, ont surabondamment démontré les résultats fâcheux de ces alliances. Je connais à Paris trois enfants sourds-muets, provenant de deux cousins germains. L'épilepsie s'observe souvent dans les mêmes circonstances. Tout dernièrement j'étais mandé dans une famille napolitaine. L'oncle avait épousé sa nièce; *il n'y avait dans la famille aucun antécédent fâcheux*. Sur quatre enfants, il y avait une fille aînée fort bizarre, un second fils épileptique, un troisième fils très-sensé, un quatrième fils idiot et épileptique (1).

M. Dally n'a jamais vu de crétins. Pourquoi en parler? Pourquoi dire à un homme qui a vu des crétins : « M. Devay n'y voit que la cause qui l'obsède (p. 515)? » Les auteurs qui ont fait une étude approfondie et sérieuse du crétinisme, font jouer un rôle important à la consanguinité pour la production de cette dégénérescence. « Le crétinisme, écrit l'un d'eux, n'est point héréditaire. Néanmoins, dans les petites localités où les habitants se marient entre eux, le crétinisme s'introduit peu à peu dans toutes les familles et imprime à toute la population un cachet particulier. Les communes de Marcot, de Landry,

(1) *Clinique médicale*, t. II, p. 31.

dans la Tarentaise, en sont un exemple très-remarquable (1). » J'ai pu moi-même dans un récent voyage à Allevard, apprendre de mon savant confrère et ami, M. Niepce, la vérification du fait avancé plus haut, et recueillir quelques documents personnels.

Il était un moyen simple, court et logique à la fois à employer de la part des naturalistes, des vétérinaires, des rares médecins qui protestent contre les documents que M. Boudin et moi avons produits. C'était celui-ci : Rechercher dans les familles alliées par le sang des faits contradictoires aux nôtres, de dire à l'un de nous, par exemple : Vous avez recueilli 612 faits de mariages consanguins, et vous y avez constaté des cas de dégénérescences, de monstruosité, d'aliénation mentale, de surdi-mutité, de névroses diverses, etc., tout cela en grand nombre, dites-vous. Eh bien ! nous avons recueilli le même nombre d'observations, mais nous n'avons pas constaté dans ce nombre la variété et la multiplicité des affections morbides que vous signalez : auriez-vous fait un roman ? Cette réponse serait sérieuse, valable et obligerait la partie adverse à de nouvelles recherches, à de nouvelles confrontations, à de nouvelles enquêtes. Il résulterait, en effet, de cette contradiction que le hasard aurait accumulé dans la première série une foule d'infirmités et de maladies, dont la seconde serait dépourvue. Ce serait déjà bien étonnant. Mais la chose est impossible et nous mettons les consanguinistes au défi de faire cette expérience avec

(1) B. Niepce, *Traité du goître et du crétinisme*, t. II, p. 453.

succès. Ils trouveront peut-être des séries moins chargées les unes que les autres, mais dans toutes ils trouveront un contingent formidable d'affections épileptiformes, de maladies mentales, de surdi-mutité, de lésions de structure, etc. (1). Qu'ils groupent des séries de chiffres pris parmi les familles non consanguines, ils trouveront une étonnante disproportion. Aussi ne faut-il pas s'étonner, si à chaque communication laudative des mariages consanguins de la part des Zootechniciens, correspond une note en sens inverse de la part de médecins. Aux notes de MM. Sanson et Boudin a succédé celle de M. le docteur Ranse, médecin des invalides. Elle est concluante comme la vérité ; c'est qu'elle possède, en effet, toutes les conditions que celle-ci doit avoir.

Deux sœurs, Mlles Du..., épousèrent, l'une M. D..., l'autre M. L..., habitant tous les deux l'île de Ré (2). Les époux L... eurent trois fils de leur mariage ; les époux D... eurent, entre autres enfants, trois filles, qui plus tard se marièrent avec les trois fils L..., leurs cousins germains. L'état sanitaire des divers membres de cette nombreuse famille ne laissait rien à désirer.

(1) M. le docteur Delore, chirurgien en chef désigné de la Charité de Lyon, a eu récemment l'obligeance de nous communiquer deux cas de syndactilie et de polydactilie observés dans sa clientèle sur des enfants issus de cousins germains.

(2) M. Boudin a déjà remarqué que dans les petites îles, où il est plus difficile d'éviter les alliances consanguines, on doit s'attendre à trouver les cas de surdi-mutité plus fréquents.

Du mariage de l'aîné L..., sont nés un garçon et deux filles; ces trois enfants jouissent de tous leurs sens.

Du second mariage sont issus cinq enfants, trois garçons et deux filles. L'aîné des garçons a parlé, mais avec un accent qui l'aurait facilement fait prendre pour un étranger. Le deuxième garçon est sourd-muet de naissance ; il s'est marié avec une étrangère, et il a eu deux enfants qui parlent. Le troisième garçon est sourd-muet de naissance : il est resté célibataire. Les deux filles ont l'usage de la parole, mais l'une d'elles prononce difficilement certaines lettres.

Du troisième mariage sont nés deux garçons et une fille encore vivants, et un monstre qui n'a pas vécu. Les deux garçons sont sourds-muets de naissance ; l'aîné, marié à une étrangère, à un enfant qui parle. La fille n'a commencé à parler qu'à six ans.

L'examen de ces faits conduit aux conclusions suivantes :

1° L'influence de la consanguinité est ici incontestable ; en effet, sur douze enfants issus de ces trois mariages, on en trouve seulement quatre complètement sains ; quatre sont sourds-muets de naissance ; un n'a parlé qu'à l'âge de six ans ; deux ont une prononciation difficile ; le douzième, enfin, est un monstre.

2° Pour expliquer cette influence, on ne peut invoquer l'hérédité, puisqu'on voit, d'un côté, des époux consanguins avec de bons antécédents de familles, et sains eux-mêmes, procréer des enfants sourds-muets, et d'un autre côté, ces mêmes sourds-muets, après avoir contracté des alliances étrangères, donner le jour à des enfants qui jouissent de l'usage de la parole (1).

M. le docteur Duteval publie, dans la *Gazette des Hôpitaux* du 7 octobre, les observations suivantes sur la surdi-mutité dans les mariages consanguins :

« Il y a environ quinze ans, M. D... épousait Mlle B..., sa cousine germaine. Ils étaient « l'un et l'autre d'une constitution irréprochable et appartenaient à des parents qui jouissaient aussi d'une très-bonne santé. » Je me suis informé avec soin des antécédents de la famille, et il est parfaitement clair pour moi « qu'il n'y a jamais eu de surdi-mutité ni maladie hérédidaire d'aucune espèce. De ce mariage sont nées deux filles, l'une âgée aujourd'hui de treize ans et l'autre de dix. *Toutes deux sont muettes.*

« J'habite un pays où les mariages consanguins sont fort en usage, et les fâcheuses conséquences qu'ils entraînent après eux y sont si apparentes pour qui veut observer un peu, que les adversaires de ces sortes d'unions pourraient y puiser de nombreux exemples pour soutenir leur manière de voir (2). »

(1) (Note lue à l'Académie des sciences, le 1er septembre 1862.)

(2) L'observation de M. Duteval est importante. Il est, en effet, certaines localités qu'on peut dire tristement *privilégiées* sous ce rapport, où les exemples désastreux sont tellement notoires, tellement abondants que les gens du monde en sont instinctivement frappés. Et si M. Dally prenait la peine de se rendre dans certaines petites villes que nous pourrions lui désigner, nous ne désespérerions pas de sa conversion.

M. le Dr Bouchacourt, de Saint-Christophe-en-Brionnais, nous fait part du fait suivant : Un grand personnage vient de laisser une veuve, sa cousine germaine, avec six enfants : *cinq* sont sourds-muets. M. le docteur Viennois nous donne la note de six observations récemment recueillies dans des familles alliées en consanguinité : De ces six mariages, cinq ont été féconds et ont donné *quatorze enfants*. Sur ce nombre on compte *sept* enfants atteints de graves infirmités (un imbécile, deux aveugles, trois bossus, et une fille dont la tête par son énorme volume est hors de proportion avec le reste du corps). Dans le petit nombre de mariages entre des étrangers qui ont eu lieu dans ces mêmes familles, M. le docteur Viennois, très-bon observateur, comme le témoignent ses récents et importants travaux sur la transmission de la syphilis, n'a rien constaté de morbide.

Oui, la question de la consanguinité est posée devant le public, devant les familles, devant la science, et nous pouvons prédire sans crainte que, de tous les points de l'horizon, arriveront encore des documents nombreux pour être soumis à ces trois respectables juridictions. Nous savons d'une manière positive que M. le Dr Bertherand, directeur de l'École de médecine d'Alger, frappé depuis longtemps des résultats désastreux de la consanguinité parmi la population israélite de cette cité africaine, prépare un lumineux et consciencieux travail sur la matière. Peut-être réussira-t-il à convertir M. Dally, qui est peu satisfait des documents fournis par M. Boudin sur cette partie de la question. Ce dernier savant, si méritant par ses services rendus à la science, par l'immensité de ses travaux, reçoit journellement des renseignements qui le confirment dans sa détermination pour défendre la vérité. « Outre les documents de Nogent-le-Rotrou, nous écrit-il, j'en ai reçus de nouveaux de Nancy tant sur les sourds-muets que sur les aveugles-nés. Tout cela est déplorable. »

Par une de ces bizarreries étranges du destin, ou plutôt par le fait de la confusion, du pêle-mêle des opinions et des doctrines qui se remarquent si souvent de nos jours dans la presse médicale, dans le numéro même de la *Gazette hebdomadaire*, où M. Dally soutenait *que les croisements sont en général illusoires*, au-dessous de lui, M. P. Picard écrivait le dithyrambe le plus chaleureux en faveur du croisements des races. Nous citons ce fragment pour prouver tout au moins que M. Dechambre n'a pas de parti pris :

« Les progrès croissants de la chimie et de l'hygiène permettent d'espérer l'atténuation des épidémies. L'émigration est donc la solution de ce grand problème social, et depuis trente ans tout y pousse l'homme du vieux continent. Les croisements des classes étiolées ont créé des espèces bâtardes, rabougries, rachitiques. Il nous faut un sang nouveau ; il faut que nous demandions aux peuples primitifs leur puissance physique, en même temps que nous leur donnerons en échange les bienfaits de la civilisation. Le croisement nous permettra d'élever l'intelligence du noir, et le croisement des races nous attirera plus tard vers ces rivages lointains. La vapeur nous permet de traverser les mers aussi vite que l'alcyon ; la locomotive dépasse le meilleur cheval de course ; l'électricité efface les distances. Voilà pour les moyens de transport. Quant à l'attraction, voyez le trophée australien, voyez la richesse de la Californie ! C'est l'or qui nous attire, l'or qui nous appelle ! C'est l'or qui guidera les classes souffrantes, les opprimés, les malades, vers les terres inhabitées, riches et neuves, comme jadis la colonne de feu guidait les Hébreux vers la terre promise (1). »

Il y a dans ce passage toute la passion, toute l'exagération du sentiment du progrès. Mais il faut en convenir, l'Ethnographie ne peut se contenter de ces aspirations. Nous avons essayé, dans notre livre, avec nos faibles lumières, de discerner les bons d'avec les mauvais croisements. On s'est agréablement moqué de nous (Voyez *Gazette hebdomad.*, p. 552). C'est à la Société d'Anthropologie qu'est réservée l'utile mission de répandre de la clarté sur ce sujet qui est de son domaine, et de fixer la science sur les croisements harmoniques (je n'ai jamais dit *harmonieux*) dans l'espèce humaine, qui, comme l'a dit Pascal, *tend à sortir du particulier*, *tend à l'universel*.

M. Dally, en citant Benoiston de Chateauneuf, aurait pu tenir compte des objections sérieuses que j'ai faites, p. 200

(1) *Gazette hebd.*, n° 34, p. 534.

et suivantes de mon livre, à la doctrine de ce savant statisticien concernant les causes de la décadence de l'aristocratie française. Il n'en dit pas un mot. Le passage pour lequel il réclame, et qui se trouve textuellement inséré dans la *Gazette hebdomadaire*, a excité mon étonnement; j'ai cru à une inconséquence, comme cela arrive quelquefois parmi les savants. J'ai toujours compté M. Benoiston comme un anticonsanguiniste, j'ai essayé de le réfuter de mon mieux, voici une des plus capitales objections. M. Benoiston constate *l'effrayante mortalité des enfants en bas âge chez les nobles*; il voit dans ce fait une cause puissante de leur décadence; je lui réponds :

« Très-bien; mais ce qui pour le savant académicien est une *cause*, devient un *effet* pour le physiologiste. Où gît donc la cause de cette effrayante mortalité des enfants nobles? On ne saurait alléguer, ici, la misère et les privations; il y a donc là un fait de l'ordre vital, un phénomène organique dans la déchéance de ces grandes familles. Qui doit mieux en rendre raison que la consanguinité dont les effets connus, bien constatés, sont d'introduire un principe léthifère dans les races comme dans les familles? Et puis d'ailleurs toutes les familles nobles, ou privilégiées, n'ont pas guerroyé, toutes n'ont pas suivi l'état ecclésiastique, et toutes ont eu le même déclin. En 1583, le Conseil souverain de la ville de Berne avait accordé le droit de bourgeoisie à 387 familles; sur ce nombre, 279 s'éteignirent en deux siècles : en 1793, il n'en restait plus que 108. Les aristocraties les plus pacifiques, les grandesses les moins exposées au sort des batailles, ont subi la loi commune aux aristocraties exclusives et concentrées.

« Enfin, il faut avoir garde de l'oublier, ce ne sont point des causes brusques, des accidents qui ont amené le *dépérissement*, comme une tourmente enlève les récoltes. Avant de dépérir, ces races et ces aristocraties étaient malades, c'est-à-dire que leur sève était altérée. Le titre même que M. Benoiston donne à son travail, laisse supposer un état consomptif, une viciation dans les actes organiques. »

« Les *dépravations* des races aristocratiques ne rendent-elles pas compte avec plus d'autorité, de cette dégénération de la noblesse si légèrement attribuée à la consanguinité ? » (*Gaz. heb.*, n° 33, p. 513). Ce mot m'afflige de la part d'un savant ; je puis éprouver une fausse impression, mais il résonne mal à mes oreilles. De grâce, soyons fermes sur les principes, admirons 89, mais restons au-dessus de certains préjugés ! Aux exemples que j'ai déjà cités de la chute des aristocraties (p. 194 et suiv.), j'ajoute la petite note qui suit :

J'ai eu récemment l'occasion d'augmenter mon contingent d'observations sur ce sujet qui doit me préoccuper. J'aurais pu en faire le sujet d'une communication à l'Institut, j'aime mieux en régaler M. Dally. La liste des chevaliers composant la compagnie d'hommes d'armes d'un héros dont le nom fait sans doute vibrer sa fibre nationale comme il fait vibrer la mienne, de l'illustre Bayard se composait de soixante-un personnages, tous appartenant aux plus nobles familles de la province du Dauphiné. Savez-vous ce qu'il reste à présent, de ces soixante-et-une familles qui resplendissaient dans la force, et *dans les vertus*, car il en fallait pour suivre le fanon du chevalier sans peur et sans reproche? Il en reste *cinq* ! Vous ne sauriez croire combien les mariages consanguins étaient fréquents dans ces familles ; c'était presque la règle commune. Le dernier rejeton (il vit encore) d'une des plus illustres et des plus bienfaisantes familles du Dauphiné, épouse sa cousine germaine, ils sont l'un et l'autre d'un âge proportionné, d'une santé moyenne. Dans le cours de cette union ont lieu 9 grossesses et 9 accouchements à terme d'enfants morts. La race est éteinte, et c'est grand dommage, car il y avait en elle des vertus et des mérites traditionnels. Arrivons maintenant à la question de principes, et ici nous en avons fini avec l'ardent et distingué collaborateur de la *Gazette hebdomadaire* (1).

Au fond de tout cela, au milieu de ces récriminations, de ces contradictions, se trouve une large part de philosophie scientifique. C'est ce que nous allons, en terminant, essayer de mettre en relief. Il est bien certain que les savants Naturalistes, Zootechniciens qui font la guerre aux Anti-consanguinistes, la font parce que leur philosophie

(1) M. Dally, nous ne savons trop pourquoi, veut nous faire passer pour plus méchant que nous ne sommes. Il nous accuse de *hauteur*, de *dédain*, vis-à-vis de nos adversaires. Cela n'est rien moins que fondé ; M. Dally n'a pas lu la note, p. 149, où, à propos de M. Périer nous disons ceci : « M. Périer est un antagoniste, mais un antagoniste qu'on prise et qu'on respecte. »

scientifique répugne à l'admission d'une cause dont l'explication échappe, qu'elle a horreur des hypothèses, qu'elle veut, selon le langage employé, l'essor de l'idée libre et progressive.

Il est, dans la science médicale, une foule d'esprits qui parlent sans cesse de progrès, qui le veulent par l'investigation anatomique, par le tribut des sciences accessoires. Ces hommes impatients fatiguent ceux de leurs contemporains qui sont plus calmes et plus réfléchis, par le rejet des traditions antérieures, par le mépris qu'ils affichent pour la science et l'art actuels. Il s'agit, pour eux d'illuminer de profondes ténèbres par des clartés nouvelles, émanant soit du microscope, soit de la chimie organique, soit de l'art vétérinaire. La médecine jusqu'ici n'est rien ; elle ne sera constituée et valable que lorsqu'elle sera devenue la tributaire, la très-humble vassale des sciences naturelles. Que l'on y prenne garde, il y a là un danger réel pour la dignité et la réalité de la médecine. C'est une sorte de communisme scientifique, où ce qui a sa raison d'être *per se* est absorbé par ce qui est confus et disparate, où le principal va se perdre dans l'accessoire. Il n'y a pas plus, dès lors, de médecine qu'il n'y a d'Anthropologie, puisque dans le sein de cette anarchie on ne se soucie guère d'étudier leurs attributs respectifs, étude première et fondamentale (1). La médecine est une des faces des sciences

(1) Un de nos plus éminents confrères de Lyon, le docteur Th. Perrin, a dit avec autant de raison que de vérité : « Ce caractère essentiel de notre temps se manifeste d'une manière évidente et

naturelles ; l'anthropologie tend de plus en plus à se confondre, à s'effacer, à perdre même sa belle et noble désignation : elle n'est plus que la Zootechnie. Si avec tout cela régnait un esprit de tolérance, si l'on respectait chez les confrères du camp opposé la division du travail et la communauté des efforts, on finirait peut-être par s'entendre, et une bonne coordination ferait rentrer tous ces éléments variés dans un plan commun.

Mais l'on méconnait les mobiles qui décident les adversaires, on tient pour suspects, pour rétrogrades ceux qui veulent partir des notions élémentaires de la constitution de l'homme, et ne pas s'engager totalement dans des voies matérialistes. On ne veut et on n'acclame la liberté que pour soi. Chose étrange ! tandis qu'on loue avec exagération, qu'on s'efforce de populariser quelques travaux subalternes, qui ont trait à l'investigation anatomique, on déverse l'ironie sur les recherches étiologiques concernant les modificateurs moraux, certaines causes morbides d'une appréciation délicate, sans doute, qui ne se rattachent pas à une grossière phénoménalité, mais qui n'en sont pas moins expérimentalement appréciables. C'est là une tendance scientifique aussi injuste qu'elle est irrationnelle.

déplorable dans toutes les sciences qui se rapportent à l'homme. Pour la médecine, l'anatomie descriptive et pathologique, la chimie organique sont les seules connaissances auxquelles on procure un large développement, tandis que la biologie et la philosophie médicale sont complètement négligées. »

(*Éloge de Richard de Laprade*, 1861).

Les deux parties ne sont-elles point d'accord sur ce fait, savoir, que la science médicale est perfectible, qu'il existe en elle une foule d'objets, de rapports nouveaux à découvrir? Qu'il faut porter la lumière jusque dans les derniers labyrinthes de l'anatomie humaine, pénétrer jusqu'à la dernière molécule organique? Qu'en physiologie il faut aller rechercher aussi loin que possible les manifestations de la vie, reculer aussi loin que possible les limites de l'observation?

Si de pareilles concessions sont faites, nous ne dirons pas sans regret, mais avec la conviction qu'elles sont nécessaires, que ces observateurs de la partie visible ne méconnaissent pas l'utilité de travaux entrepris sous l'empire d'un autre esprit philosophique, et pouvant seul constituer et compléter la science de l'homme. Or, où se trouvent les véritables lacunes de celles-ci, et partant les désidérata de la pratique médicale? N'est-ce pas dans l'insuffisance de la notion des causes? A part les plus grossières, les plus immédiates, telles que l'impression du froid, du chaud, d'un banal modificateur hygiénique, qu'affirme-t-on réellement en étiologie? Il faut donc de toute nécessité sortir des ornières anciennes, étudier les causes dans leurs relations essentielles avec la nature de l'homme. C'est une des plus grandes voies ouvertes au perfectionnement de la science médicale.

L'étiologie prend dans l'espèce humaine d'incalculables proportions, puisqu'elle doit fouiller dans le milieu, physique, moral et social. En conséquence, comme nous l'avons déjà remarqué, il faut toujours que la médecine retombe sur sa propre base qui est la nature humaine ; elle ne peut jamais se détourner complètement des problèmes moraux qui surgissent incessamment sous ses pas. Lors même qu'ils l'offusquent par fois, elle est obligée de compter avec eux, de les regarder face à face. Après avoir palpé la fibre et calculé les pulsations du corps, il faut qu'elle envisage les glorieux attributs de l'être qui souffre, chez qui le sentiment et la pensée entrent comme éléments dans les modifications de la vie (1).

Puis, voyons de bonne foi comment les choses se passent dans la pratique usuelle de la médecine; quel est véritablement l'homme heureux, celui qui applique le mieux le baume salutaire aux souffrances humaines? Est-ce le naturaliste? est-ce le chimiste, le physicien? C'est souvent le personnage qui sait le moins de tout cela, mais celui qui possède la meilleure entente du régime physique, moral et social que suit son client ; qui connaît bien les plus délicates influences qui ont agi sur lui ; qui pousse le plus loin possible son exploration dans le domaine de l'ordre vital. On comprend fort bien, dès-lors, le sens profond de cette pensée de Napoléon, où de légers esprits n'ont vu qu'une boutade : « La médecine, c'est l'expérience chez un homme supérieur (1). » Cet homme su-

(1) *De la médecine morale*. Paris, 1861.

(1) Napoléon, comme complément de cette pensée, disait, à Sainte-Hélène : « Je ne crois pas à la médecine, mais je crois à Corvisart. » Thiers : *Histoire du Consulat et de l'Empire*, t. XX, p. 678.

périeur voit dans ses semblables une physiologie que spécialise profondément les facultés et les tendances morales. C'est le grand aspect sous lequel il soit permis de saisir le génie des différents états morbides, d'en prévoir les dangers, d'en arrêter les écarts, et de conduire la maladie à une heureuse terminaison. Le physiologiste simplement naturaliste est impropre à la pratique médicale. Et notre époque si féconde en sévères leçons, nous en a offert un exemple curieux et mémorable. Lorsqu'à la fin de l'année 1830, Magendie fut nommé par le gouvernement, médecin de l'Hôtel-Dieu de Paris, ses théories lui ayant fait défaut, il offrit le singulier spectacle d'un médecin faisant lui-même la critique des opinions qu'il avait professées, en abandonnant le service de l'hôpital aux internes, ne voulant pas pratiquer un art dont il ignorait les premiers principes (1). Et ceux, qui, comme nous, ont suivi, à partir de l'année 1836, les cours de ce célèbre expérimentateur savent qu'ils n'épargnait pas le dédain aux doctrines médicales tant anciennes que contemporaines.

La science médicale est perfectible, qui de nous n'en conviendrait pas ? elle est perfectible par les sciences naturelles qui sont ses tributaires, mais elle l'est encore par les sciences philosophiques et morales. Celles-ci lui offrent un milieu où elle apprécie plus sûrement certaines causes de ruine, de décadence physique, où elle institue ou signale du moins une utile prophylaxie. C'est alors, comme l'a si

(1) Le docteur Th. Perrin : *Eloge de Richard de Laprade*, Lyon, 1861.

bien dit M. Dechambre, à propos même de cette discussion, que la médecine offre un témoignage frappant de ses droits dans le règlement des affaires sociales. C'était, soit dit en passant, réfuter d'avance quelques assertions de son collaborateur. La science sérieuse doit prendre en main et ne plus laisser à d'infimes auteurs dont le prodigieux succès témoigne, tout au moins, du besoin instinctif qu'ont les masses d'être renseignées sur certaines particularités de la vie intime, l'étude des causes innées ou de famille. Elle a, sous ce rapport, une double mission à remplir : purifier et éclairer l'enseignement. Comme l'a dit un savant médecin économiste, à propos de nos recherches : « La famille est un être collectif, un atome composé, ayant son organisation, ses fonctions et ses propriétés spéciales. La famille est le *genus homo*, l'atome constituant le genre humain. L'homme, la femme et les enfants n'en sont que les intégrants, les tributs ; les nations n'en sont que les agrégats. Mais les intégrants et les agrégats ont aussi leur anatomie, leur physiologie, leur hygiène, leur pathologie et leur thérapeutique spéciale, qui l'unissent à celles de la famille pour compléter l'immense et sublime domaine de la médecine (1). »

La consanguinité en tant qu'étiologie morbide, est en suspicion vis-à-vis de certaines personnes pour deux motifs. En premier lieu, parce que cette cause manque d'une explication rationnelle, qu'elle ne peut pas en avoir, qu'elle n'en aura peut-être jamais. Les récalcitrants, ceux qui veu-

(1) Dr Jules Guyot, *Union médicale*, 25 septembre 1858.

lent une explication à tout, s'écrieront sans cesse : Du côté de l'organisme, qu'ils soient consanguins ou non, des êtres munis d'organes générateurs nous paraissent, au contraire, essentiellement capables de procréer physiologiquement au nom de la nature. Au point de vue moral, qu'ils soient consanguins ou non, des être doués de sentiment nous semblent, au contraire, essentiellement capables d'éprouver l'un pour l'autre une mutuelle affection. Mais nous en avons fait déjà la remarque, notre vanité de savant se blesse à chaque pas qu'elle fait pour découvrir la raison des choses. Elle est fort heureuse lorsqu'elle possède, comme dans ce cas-ci, la démonstration expérimentale à défaut de l'explication rationnelle. Elle doit s'en contenter.

D'une autre part, ces mêmes personnes cèdent, sans s'en rendre bien compte, à un préjugé. On a peur de la Théocratie, on voit avec répugnance l'intrusion du sacré dans le profane, dans l'élément scientifique. Un illustre médecin, bien au courant de la matière, qui y voit très-clair, nous écrivait ceci : « Ce qui déplait beaucoup à nos savants naturalistes dans la thèse de la nocuité des mariages consanguins, c'est que l'*invention* en appartienne à la religion. Quel dommage ! sans cette initiative, le procès serait gagné depuis longtemps. » Le motif est-il bien sérieux, est-il digne de gens de bonne foi ? Faut-il refuser de regarder la lumière parce qu'elle vient de deux côtés ? Si cet objet est susceptible d'être ramené à l'ordre scientifique, s'il tombe dans le domaine de l'expérience, étudiez-le, sans vous préoccuper du reste. L'Église en cela a un esprit plus libéral; loin de revendiquer pour soi la découverte, elle ne demande que la plus grande diffusion d'avertissements salutaires, et le secours de bouches et de mains profanes pour les justifier et les répandre. « Nous vivons dans un temps, nous écrivait, il y a quelques années, un membre des plus élevés et des plus instruits de l'épiscopat français, où les considérations que vous exposez, tirées de l'ordre temporel, font plus d'impression sur les esprits que les défenses de la religion (1). » Un tel langage ne peut qu'honorer la science médicale aux yeux de ceux qui la comprennent.

On ne pourra jamais, en médecine, se passer des principes supérieurs qui doivent dominer et coordonner les vérités acquises par la science. Ces principes peuvent être plus ou moins méconnus, plus ou moins oubliés dans une période de temps agité par de grandes perturbations sociales. Mais il faut tôt ou tard que, dans les sociétés humaines, la vérité, ce grand élément de leur conservation, reprenne son empire. La médecine sans cela perdrait, d'un côté, son autonomie dans l'anarchie doctrinale, et de l'autre ,

(1) Les évêques catholiques ne sont pas seuls anti-consanguinistes. Une femme protestante, célèbre par son dévouement et son savoir, Miss Nighthingale, dont l'ouvrage a été hautement apprécié par M. Daremberg, s'exprime ainsi :

« Les unions entre cousins germains sont le thème favori des auteurs (romanciers) qui oublient qu'ils contribuent de tous leurs efforts à traverser les plans de Dieu pour la race humaine. — (*Des soins à donner aux malades*, p. 284). »

toute sa dignité dans l'industrialisme médical, ce digne rejeton des temps de doute et de convoitises. A défaut d'un enseignement réparateur, lent à venir, mais qui doit faire revivre un jour, dans les écoles, la philosophie de l'art et en même temps le souvenir des bonnes traditions, qui coordonnera dans un plan méthodique et sain les éléments du travail, la nature même de la médecine, pourra retarder sa décomposition. Elle trouvera toujours dans l'hygiène un contrepoids à des tendances fatales. L'hygiène pose ainsi le problème qu'elle a à résoudre : « Donner à l'homme des préceptes pour qu'il puisse faire le meilleur usage de ses facultés pour la conservation et la perfection de la vie individuelle et de la vie de l'espèce. » Or, lorsqu'il en est ainsi, une science a ses racines, d'une part, dans les profondeurs des lois de la vie, et de l'autre, dans la notion fondamentale du bien et du mal ; elle ne peut jamais craindre son absorption dans les connaissances physiques et naturelles. Elle a sa vie propre et ses recherches particulières pour son perfectionnement.

Nous nous croyons en droit de conclure, d'après le nombre, la qualité et l'interprétation rationnelle des faits :

1° Qu'on peut ranger désormais la consanguinité dans le cadre de l'étiologie morbide pour ce qui concerne l'espèce humaine ; que si nos adversaires ont raison de prétendre qu'il n'existe dans la science aucune doctrine à laquelle puisse se rattacher la théorie des dangers de la consanguinité, néanmoins l'ensemble des observations positives, recueillies de nos jours et dans un très-grand nombre de contrées, donne une valeur expérimentale à l'opinion des anticonsanguinistes.

2° Que chez les animaux, malgré des assertions contraires, les dangers ou les inconvénients des unions consanguines sont également manifestes ; que des médecins vétérinaires en sont chaque jour témoins ; qu'en Angleterre, patrie de l'élève du bétail par la reproduction au moyen de l'inceste, on semble renoncer actuellement à cette pratique, tant elle a paru préjudiciable à l'agriculture ; qu'on opère le croisement au moyen de *familles distinctes* créées dans les troupeaux (1).

3° Qu'en l'état, au point où en est arrivée la question, le médecin est suffisamment éclairé pour combattre les alliances consanguines, soit dans ses écrits, soit dans son enseignement, soit dans les conseils particuliers qu'il est appelé à donner à ses clients ; que le médecin agissant ainsi est digne d'éloges, puisqu'il fait une large et capitale application des préceptes de l'hygiène préventive ; que loin de troubler la *sécurité* des familles, il ne travaille que mieux à les établir sur des bases saines et durables ; que la propagation de l'enseignement relatif aux dangers imputables à la consanguinité dans le mariage ne peut en quoi que ce soit atteindre la *réputation* des familles consanguines, puisque la réputation est basée sur l'ordre moral,

(1) Un médecin d'une grande valeur, dont le suffrage en conséquence a du poids, M. Jules Guérin faisait cette remarque dans un des derniers cahiers de la *Gazette médicale de Paris*.

et que, dans l'espèce, il n'y a aucun blâme, aucun reproche à formuler ; qu'au contraire, en signalant les dangers de la consanguinité, on tend à éclairer des familles qui ne l'étaient point jusqu'alors, à les retirer d'une voie périlleuse; que le médecin hygiéniste fait, à chaque instant, et d'une manière des plus louables, une application de la médecine préventive pour d'autres maux : altère-t-il en rien la réputation de son client en lui démontrant la nécessité de suivre, dans l'intérêt de sa santé, un régime de vie différent de celui qu'il avait suivi jusqu'alors ?

www.ingramcontent.com/pod-product-compliance
Ingram Content Group UK Ltd.
Pitfield, Milton Keynes, MK11 3LW, UK
UKHW020218200726
13856UKWH00004B/1477